Laurent Stéphane Ndongo Mvela

Profil des Traumatismes à l'Hôpital Central de Yaoundé

Laurent Stéphane Ndongo Mvela

# Profil des Traumatismes à l'Hôpital Central de Yaoundé

## Epidémiologie des Traumatismes

Presses Académiques Francophones

## Impressum / Mentions légales

Bibliografische Information der Deutschen Nationalbibliothek: Die Deutsche Nationalbibliothek verzeichnet diese Publikation in der Deutschen Nationalbibliografie; detaillierte bibliografische Daten sind im Internet über http://dnb.d-nb.de abrufbar.
Alle in diesem Buch genannten Marken und Produktnamen unterliegen warenzeichen-, marken- oder patentrechtlichem Schutz bzw. sind Warenzeichen oder eingetragene Warenzeichen der jeweiligen Inhaber. Die Wiedergabe von Marken, Produktnamen, Gebrauchsnamen, Handelsnamen, Warenbezeichnungen u.s.w. in diesem Werk berechtigt auch ohne besondere Kennzeichnung nicht zu der Annahme, dass solche Namen im Sinne der Warenzeichen- und Markenschutzgesetzgebung als frei zu betrachten wären und daher von jedermann benutzt werden dürften.

Information bibliographique publiée par la Deutsche Nationalbibliothek: La Deutsche Nationalbibliothek inscrit cette publication à la Deutsche Nationalbibliografie; des données bibliographiques détaillées sont disponibles sur internet à l'adresse http://dnb.d-nb.de.
Toutes marques et noms de produits mentionnés dans ce livre demeurent sous la protection des marques, des marques déposées et des brevets, et sont des marques ou des marques déposées de leurs détenteurs respectifs. L'utilisation des marques, noms de produits, noms communs, noms commerciaux, descriptions de produits, etc, même sans qu'ils soient mentionnés de façon particulière dans ce livre ne signifie en aucune façon que ces noms peuvent être utilisés sans restriction à l'égard de la législation pour la protection des marques et des marques déposées et pourraient donc être utilisés par quiconque.

Coverbild / Photo de couverture: www.ingimage.com

Verlag / Editeur:
Presses Académiques Francophones
ist ein Imprint der / est une marque déposée de
OmniScriptum GmbH & Co. KG
Heinrich-Böcking-Str. 6-8, 66121 Saarbrücken, Deutschland / Allemagne
Email: info@presses-academiques.com

Herstellung: siehe letzte Seite /
Impression: voir la dernière page
**ISBN: 978-3-8416-3625-6**

Zugl. / Agréé par: Yaoundé, Université de Yaoundé I, 2015

# SOMMAIRE

## DEDICACE

A mes chers Parents :

Monsieur MVELA NLO'O Célestin,

Madame MVELA née TAMBA MBEDE Virginie,

Madame NGAH Elisabeth Ambroise.

# REMERCIEMENTS

Au Seigneur Dieu Tout Puissant pour son infini bonté à notre égard.

L aboutissement de ce travail est le fruit de la sagesse, du dévouement et des efforts de nombreuses personnes qui ont formulé de précieuses observations et ont apporté des contributions pertinentes : toute notre gratitude

- ❖ A nos chers Maîtres et Encadreurs :
  - o le Professeur BOB' OYONO Jean Marie,
  - o le Professeur TAKONGMO Samuel,
  - o le Docteur BILLONG Serges Clotaire,
  - o le Docteur ETOUNDI MBALLA Alain.

Pour l'exercice que j'ai éprouvé à argumenter pour la première fois un travail scientifique devant un Jury doué et pétri d'expérience, toute notre gratitude :

- ❖ Aux Membres du Jury :
  - o le Professeur SOSSO Maurice Aurélien, Président du Jury
  - o le Professeur BOB' OYONO Jean Marie, Rapporteur
  - o le Professeur AFANE ELA Anatole
  - o le Docteur NGUEFACK TSAGUE Georges Lucioni
- ❖ A nos Ainés :
  - o Monsieur le Docteur EYIMI ABESSOLO,
  - o Monsieur FOUEDJO Raoul.

A ma famille, mes camarades et tous mes amis pour leurs encouragements et leur accompagnement quotidiens.

La phase de collecte de données de notre étude a été facilitée et rendue possible grâce à l'accueil cordial des Autorités, des Chefs de services et des Majors de l'Hôpital Central de Yaoundé. Pour la bienveillance de ce Personnel de l'Hôpital Central de Yaoundé, toute notre reconnaissance.

Aux Personnes anonymes dont la bienveillance et le sourire amical ont rendu convivial et agréable notre séjour dans ces différents services.

A l'ensemble du Corps Enseignant de la Faculté de Médecine et des Sciences Biomédicales de l'Université de Yaoundé I pour leur rôle majeur dans notre formation médicale.

A l'ensemble du Personnel d'Appui de la Faculté de Médecine et des Sciences Biomédicales de l'Université de Yaoundé I pour leur accompagnement tout au long de notre cursus.

Aux Personnes Anonymes des différents Hôpitaux et Lieux de Stage pour leur contribution dans notre apprentissage.

## RESUME

**TITRE** : PROFIL DES TRAUMATISMES A L'HOPITAL CENTRAL DE YAOUNDE

### CONTEXTE

Les traumatismes causent annuellement dans le monde 10% de décès et 16% des incapacités. Quatre-vingt-dix pour cent de ces décès sont observés dans les pays à ressources limitées et sont justifiés, en partie, par la mise en œuvre dans ces pays de politiques préventives non fondées sur des données locales sur les traumatismes. Ces données sont souvent absentes ou insuffisantes. Le Cameroun ne dispose pas d'outil de surveillance épidémiologique des traumatismes ; les rares études disponibles sont hospitalières, rétrospectives et ponctuelles. En absence de registre national des traumatismes, rapporter de façon prospective des données hospitalières contribue à actualiser et à enrichir la connaissance du traumatisme dans notre pays. Nous nous sommes interrogés sur le profil des traumatismes à l'Hôpital Central de Yaoundé. Notre objectif général était de déterminer les caractéristiques des traumatismes à l'Hôpital Central de Yaoundé, plus spécifiquement de donner les caractéristiques démographiques des traumatisés, d'identifier les causes, de décrire l'environnement de survenue des traumatismes, de décrire la morbidité et la mortalité observée au cours des 30 jours qui ont suivi l'incident.

### Méthodologie

Il s'agissait d'une étude descriptive et prospective à l'Hôpital Central de Yaoundé allant de février 2015 à avril 2015. Pendant cette période, nous avons inclus les victimes de traumatisme corporel. Les données concernant les variables ci-après ont été collectées : l'âge, le sexe, le groupe socioprofessionnel, le mode d'admission et de transport des traumatisés, les lieux des traumatismes, l'activité exercée au cours du traumatisme, le port du dispositif de protection et le type d'usager de la route, les causes des traumatismes la nature des lésions et leur gravité selon l'*Abbreviated Injury Scale* et l'*Injury Severity* Score. La topographie des lésions et la mortalité observée au cours des 30 jours qui ont suivi l'incident. Nous avons exclus de notre étude, les traumatisés : ayant retiré en cours d'étude leur accord de participation et ceux qui ne disposaient pas d'examens complémentaires permettant d'établir un diagnostic précis des lésions traumatiques. Nous avons utilisé le logiciel Epi info version 3.5.3 pour l'analyse statistique. La Clairance Ethique a été obtenue et le traitement des données s'est fait dans le respect de la confidentialité.

## Résultats

Nous avons inclus 204 traumatisés âgés de 9 mois à 82 ans, avec une médiane d'âge de 32 ans et 64, 2% de ces traumatisés avaient un âge compris entre 15 et 45 ans. Notre échantillon était constitué de 78% de sujets de sexe masculin, le sexe ratio était de 3,5 et était supérieur à 1 dans toutes les tranches d'âges. Les artisans et les ouvriers étaient le groupe socioprofessionnel le plus représenté (20,2%) et comptait majoritairement les sujets âgés de 15 à 45 ans tandis que les sujets de plus de 45 ans prédominaient chez le groupe socioprofessionnel des agriculteurs et éleveurs (17,3%).

Les proportions des traumatismes urbains, de la route et du travail étaient respectivement de : 66,67%, 60,78% et de 34,31%. Le nombre de traumatisé diminuait en zone urbaine à mesure que l'âge augmentait et inversement croissait en zone rurale. La proportion des traumatisés de la zone rurale admis après 24 heures à l'Hôpital Central de Yaoundé était de 40,90% et celle des polytraumatisés ayant bénéficié d'un transport médicalisé était de 2,56%.

Les traumatismes intentionnels (13,72%) étaient Quatre fois plus fréquents en zone commerciale que les traumatismes accidentels. Les accidents de la route (55,88%) étaient la première cause de traumatisme à tous les âges. Ils étaient suivis par les chutes (17,64%) et les agressions par arme blanche (10,3%).

Les membres inférieurs (42,7%), la tête (28,2%) et la peau (19,9%) étaient les régions corporelles les plus atteintes et 19% des traumatisés étaient des polytraumatisés. Les fractures (57,61%), les plaies et contusions cutanées (19,58%) et les hématomes des espaces méningés (8,8%) étaient les lésions les plus rencontrées. L'ISS moyen était de 10,9 et les lésions sévères étaient présentes dans 24%. Les lésions les plus graves étaient rencontrées au niveau du rachis (88,2%), des membres inférieurs (73,2%), de la tête (65,4%) et de l'abdomen (64,7%).

Le taux de mortalité au cours des 30 jours qui ont suivi l'accident était de 4,9%. Ce taux de mortalité réalisait deux pics aux âges extrêmes : 0-14 ans (10%) et 76-82 ans (16,67%). Le taux de mortalité passait de 1,2% pour les traumatismes modérés à 22,7% pour les traumatismes très graves. Cette mortalité était cinq fois plus et trois fois plus importante respectivement chez les polytraumatisés et chez les piétons (10,2 %). Les causes de traumatisme associées à un taux de mortalité élevé étaient : les brûlures (8,3 %), les accidents de la route (7, 01%) et les agressions par arme blanche (4,76 %). Aussi, les taux de mortalité associés à la tête, le rachis, la peau et l'abdomen étaient respectivement de : 20,6%, 20%, 11% et 9,1%.

## Conclusion

Notre étude nous a permis de décrire les caractéristiques démographiques, accidentologiques et la morbimortalité des traumatismes enregistrés à l'Hôpital central de Yaoundé. Ces résultats devront contribuer à enrichir l'épidémiologie des traumatismes dans notre milieu et à orienter les autorités de l'Hôpital central de Yaoundé dans l'élaboration de politiques hospitalières devant permettre l'obtention de meilleurs résultats thérapeutiques. Nous leurs recommandons l'institution d'un registre hospitalier des traumatismes afin de permettre une évaluation continue du pronostic des traumatisés et de ses facteurs dans cet hôpital.

**Mots-clés** : profil, traumatismes, Yaoundé, épidémiologie.

# LISTE DES ABREVIATIONS

AIS : Abbreviated Injury Scale

CIM-10 : dixième révision de la Classification Internationale des Maladies CIM-10

GCS : Glasgow Coma Scale

HCY : Hôpital Central de Yaoundé

HRL : Hôpital Régional de Limbé

ICD-9-CM: International Classification of Diseases, 9th Revision and Clinical Modification

IIS: Injury Impairment Scale

ISS: Injury Severity Score

J30 : trentième jour après l'accident

KTS : Kampala Trauma Score

MGAP: Mechanism Glasgow Coma Scale, Age, and Arterial Pressure

OMS : Organisation Mondiale de La Santé

RISC: Revised Injury Severity Classification

RTS: Revised Trauma Score

SAMU: Service d'Aide Médicale Urgente

TRISS: Trauma Revised Injury Severity Score

# DEFINITIONS DES TERMES OPERATIONNELS

- Causes de traumatisme : cause externe de traumatisme selon l'ICD-9-CM qui indique la cause des blessures les plus graves du patient (1; 2)
- Dispositifs de protection : équipement de sécurité utilisé ou porté par le patient au moment de l'accident ayant causé la blessure (1)
- Epidémiologie des traumatismes : analyse de la distribution et des facteurs étiologiques des traumatismes au sein d'un environnement donné et l'application des résultats de cette analyse à la prévention et au contrôle des traumatismes (3).
- Lieux du traumatisme : Catégorie du lieu de survenance de la blessure selon l'ICD-9-CM décrivant l'endroit où le patient a subi les blessures les plus graves (1)
- Traumatisme : ensemble de lésions corporelles résultant d'une exposition soudaine du corps humain à une énergie physique supérieure à son seuil de tolérance ou résultant d'une absence d'un ou plusieurs éléments vitaux tels que : l'air, l'eau et la chaleur (3).
- Type de traumatismes : catégorisation des traumatismes selon le caractère intentionnel de leur survenue en traumatisme non intentionnel ou non délibéré ou accidentel et en traumatisme intentionnel ou violence ou traumatisme délibéré (3).
- Violence : encore appelée traumatisme intentionnel ou traumatisme délibéré est un traumatisme résultant de l'action délibérée de l'homme (3).

# LISTE DES TABLEAUX

# LISTE DES FIGURES

# INTRODUCTION

Les traumatismes sont à l'origine de plus de cinq millions de décès chaque année dans le monde ; ce chiffre représente 10% des décès annuels (3; 4). Les accidents de la route occupent le neuvième rang des dix premières causes de mortalité dans le monde avec 1,3 millions de décès observés en 2012 (5). Les traumatismes causent 16 % de l'incapacité mondiale (4; 6) ; intéressant majoritairement les jeunes qui font vivre leur famille, ils entrainent de graves répercussions médicales, sociales, psychologiques et financières au niveau individuel, familial et communautaire (4). Au niveau étatique, leur coût est évalué à 1 à 3% du produit national brut des différents pays ; dans les pays à ressources limitées, ce coût est largement supérieur à la totalité des aides reçues (5). En absence de toute intervention, les perspectives montrent que les accidents de la circulation tueront près de 1,9 million de personnes chaque année d'ici à 2020 ; et en 2030, ces accidents seront la cinquième cause de mortalité dans le monde (5) ; ceci, hors mis la contribution inquiétante de la violence, des intoxications, des chutes et d'autres causes de traumatismes.

Face à cette évolution ultérieure des traumatismes ; de nombreuses initiatives sont entreprises et visent à :

- surveiller l'évolution morbide et mortelle des traumatismes,
- promouvoir la recherche sur la prévention des traumatismes,
- améliorer les systèmes de prise en charge des traumatisés.

La mise en place des outils de surveillance, tels que les registres des traumatismes dans les pays industrialisés, a permis de collecter les données et d'établir le profil des traumatismes et leur ampleur (7; 8; 9). La connaissance du profil et de l'ampleur des traumatismes a mobilisé la volonté politique, le soutien et les fonds publics et privés nécessaires pour mettre en place : des programmes de prévention des traumatismes et l'amélioration des systèmes de prise en charge, de rééducation et de réhabilitation des victimes de traumatismes. Le succès et la rentabilité de ces programmes se traduisent non seulement par la réduction de la morbidité et de la mortalité mais aussi par l'allègement net des coûts social et économique dus aux traumatismes dans ces pays (7).

Un fort contraste s'observe dans les pays en voie de développement où il existe une absence ou une insuffisance de données sur les traumatismes (7 ; 9). La méconnaissance du profil des traumatismes dans ces pays entrave, le ciblage, la définition et la priorisation des interventions spécifiques à mettre en œuvre pour réduire l'impact des traumatismes. Ceci explique en partie pourquoi plus de 90% de la mortalité mondiale due aux traumatismes est observée dans les pays à ressources limitées (3). La disponibilité des données sur les traumatismes amènera les pouvoirs publics à considérer les traumatismes comme un problème de santé publique majeur et préoccupant ; cela nécessite au préalable de rapporter de façon systématique les données médicales en traumatologie dans les pays à ressources limitées.

Le Cameroun est un pays à revenu faible avec une population de 21.700.000 habitants dont 44% sont des jeunes de moins de 15 ans (10). Le taux d'accroissement de la population est de 2,6% et l'espérance de vie à la naissance se situait en 2012 autour de 56 ans (10). Le profil sanitaire est dominé par des maladies transmissibles dont l'essentiel des programmes du Ministère de la Santé Publique assurent la prévention et la prise en charge. Viennent ensuite la santé maternelle et la santé infantile. Les maladies non transmissibles et les traumatismes sont en recrudescence dans le pays du fait des changements dans le mode de vie et les habitudes alimentaires des populations (10). Les urgences et les catastrophes sont marquées entre autres par des épidémies, les inondations, l'afflux intermittent des réfugiés et les traumatismes par accident de la route.

Dans son rapport de la stratégie de coopération de l'OMS avec le Cameroun 2010-2015, l'OMS note une recrudescence des traumatismes et met un accent particulier sur les accidents de la voie publique (10). Une lecture plus attentionnée de ce rapport met en exergue une absence de données statistiques pour illustrer ce constat. Cette absence de données statistiques sur les traumatismes est visiblement marquée par le manque de données nationales.

L'insuffisance des données sur les traumatismes résulte des effets combinés de plusieurs facteurs :

- L'occultation des traumatismes par les maladies transmissibles (7 ; 8),

- l'absence d'un observatoire national et d'un outil national ou hospitalier de surveillance épidémiologique des traumatismes,

- la faible contribution des chercheurs à l'épidémiologie des traumatismes (7; 8), visiblement marquée par la rareté des publications portant sur l'épidémiologie des traumatismes dans notre milieu.

Malgré ces insuffisances, sur le plan hospitalier, un intérêt semble nettement se marquer pour la problématique des traumatismes au Cameroun. Quelques études décrivent le profil des traumatismes dans notre milieu : Bahebeck et al rapportèrent en 2004 les caractéristiques du traumatisme infantile dans une série rétrospective de 116 cas à l'Hôpital Général de Yaoundé ; Chichom et al en 2011 rapportèrent une prévalence des traumatismes de 27% dans une série rétrospective des traumatismes chez l'adulte à l'Hôpital Régional de Limbe (11; 12). Tandis que Kagmeni et al abordèrent les traumatismes oculo-palpébraux en zone semi rurale à l'ouest Cameroun dans une série rétrospective de 389 cas (13). Ces études localisées ne peuvent être extrapolées au plan national ; par ailleurs, leur caractère ponctuel ne permet pas de suivre la dynamique des traumatismes qui résulte des mutations, dans le temps, des environnements physique, politique, juridique et socioéconomique. Aussi, leur caractère rétrospectif pose le problème de la qualité des données. En effet, l'enregistrement de ces données dans des dossiers non informatisés pose le problème de leur conservation et leur recueil non standardisé par divers cliniciens pose les problèmes de complétude et de précision des données.

Pour répondre à la fois aux besoins de disponibilité et de qualité des données sur les traumatismes dans notre milieu, et dans l'attente de la mise en œuvre d'un registre hospitalier, régional, ou national des traumatismes ; rapporter de façon prospective, discontinue et périodique des données hospitalières contribue à actualiser et à enrichir la connaissance du traumatisme dans notre pays. Une meilleure connaissance du profil des traumatismes permettrait d'identifier : les aires géographiques à risque, les personnes et les professions à risque, la typologie des traumatismes et leurs facteurs de risque, la sévérité et le pronostic des lésions.

En nous intéressant au profil des traumatismes à l'Hôpital Central de Yaoundé, nous pensons contribuer à la connaissance de l'épidémiologie des traumatismes dans notre milieu. Par ailleurs, nous fournissons, aux autorités administratives et techniques de cette institution, une base de données devant leur permettre d'identifier les besoins, d'évaluer l'adéquation entre l'offre des services disponibles et la demande, et d'identifier les ressources nécessaires pour atteindre les meilleurs résultats thérapeutiques.

**Question De Recherche :** Quel est le profil épidémiologique des traumatismes à l'Hôpital Central de Yaoundé au cours de la période allant de Février 2015 à Avril 2015 ?

# I. OBJECTIFS

## A. OBJECTIF GENERAL

Il s'agissait de décrire les caractéristiques épidémiologiques des traumatismes à l'Hôpital Central de Yaoundé.

## B. OBJECTIFS SPECIFIQUES

Il s'agissait de :

1. décrire les caractéristiques démographiques des traumatisés

2. décrire les lieux de survenue des traumatismes

3. décrire la typologie des traumatismes

4. décrire la morbidité observée

5. décrire la mortalité observée au cours des 30 jours qui ont suivi l'évènement traumatique.

## II. REVUE DE LA LITTERATURE

### A. GENERALITES

#### 1. DEFINITION ET TYPOLOGIE DES TRAUMATISMES

Le traumatisme désigne une lésion corporelle résultant d'une interaction inopinée entre le corps humain et une énergie physique supérieure à son seuil de tolérance ; ou d'une privation subite du corps à un ou plusieurs éléments vitaux tels l'air, l'eau et la chaleur (3). Cette énergie peut être chimique, mécanique, thermique, électrique ou radiante. On distingue les traumatismes non intentionnels ou accidentels et les traumatismes intentionnels ou délibérés. Les traumatismes intentionnels regroupent : les violences interpersonnelles, les violences auto infligées et collectives, les violences résultant d'une intervention légale et les guerres (3).

#### 2. LE CONCEPT D'EPIDEMIOLOGIE DES TRAUMATISMES

##### a. DEFINITION DE L'EPIDEMIOLOGIE DES TRAUMATISMES

La charge morbide, la mortalité, et l'impact social et économique des traumatismes ont conduit au concept de l'épidémiologie des traumatismes. Elle se définit comme l'analyse de la distribution et des facteurs étiologiques des traumatismes au sein d'un environnement donné et l'application des résultats de cette analyse à la prévention et au contrôle des traumatismes (3). Par analogie au modèle épidémiologique des maladies infectieuses, l'épidémiologie des traumatismes distingue quatre groupes de facteurs étiologiques :

- Les facteurs liés à l'hôte : c'est-à-dire la victime du traumatisme,

- Les facteurs liés à l'agent : c'est-à-dire l'énergie physique qui est responsable du traumatisme,

- Les facteurs liés au vecteur : c'est-à-dire l'objet ou la personne qui transfert l'énergie physique responsable du traumatisme,

- Les facteurs liés à l'environnement : c'est l'ensemble de conditions ou de situations qui rendent possible la survenue d'un traumatisme.

### b. LES OUTILS D'ANALYSE DE L'EPIDEMIOLOGIE DES TRAUMATISMES

#### i. LE MODELE DES TRAUMATISMES

Le modèle des traumatismes étudie, en représentant par un diagramme, les interactions entre les différents facteurs associés à la survenue d'un traumatisme. Ce diagramme permet d'identifier tous les facteurs impliqués dans un traumatisme et de déterminer les possibilités d'interventions pour prévenir et limiter le nombre ou la sévérité des lésions (3).

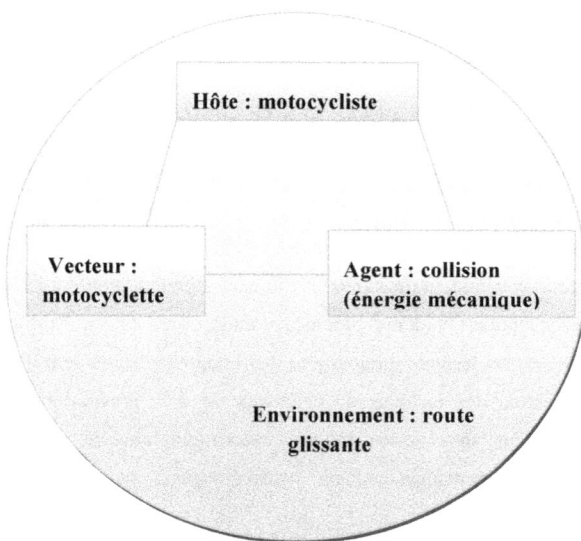

Figure1 : exemple d'un modèle de traumatisme causé par une collision de motocyclette (3).

Source: injury surveillance guidelines 2001. Geneva, World Health Organisation.

Tableau 1 : exemple d'identification des stratégies de préventions possibles du modèle du traumatisme causé par une collision de motocyclette (3).

| FACTEURS | INTERVENTIONS POSSIBLES |
|---|---|
| hôte | Protection du motocycliste par le port du casque |
| | Pourvoir une prise en charge de qualité pour permettre une récupération rapide et meilleure |
| Agent | Imposer des limites de vitesse sur la route pour réduire l'intensité de l'énergie |
| Vecteur | Améliorer la fabrication des motocyclettes de façon à les rendre plus contrôlables |
| | Interdire la fabrication et l'importation de véhicules capables de dépasser les limites de vitesse autorisées |
| Environnement | Améliorer la qualité et l'entretien de la chaussée |
| | Utiliser des panneaux de limitation de vitesse |

Source: injury surveillance guidelines 2001. Geneva, World Health Organisation.

ii. LE SPECTRE DES TRAUMATISMES

Le spectre des traumatismes illustre l'enchaînement des facteurs impliqués lorsqu'un traumatisme se réalise. Le spectre décrit, à l'aide d'une flèche, la succession des étapes partant de l'exposition aléatoire de l'hôte, à un environnement permissif d'un évènement traumatique, à la survenu de cet évènement et aux conséquences qui en découlent (3). Cet évènement engendre des lésions traumatiques à partir desquelles résultent des décès ou des séquelles à l'origine des handicaps. Le spectre des traumatismes permet d'identifier trois niveaux de prévention :

- la prévention primaire qui vise à empêcher la survenue de l'évènement traumatique ou de limiter ses lésions ;

- la prévention secondaire qui promeut un diagnostic et une prise en charge précoce afin d'améliorer la survie et de limiter les séquelles ;

- la prévention tertiaire qui vise la réhabilitation des victimes de traumatismes.

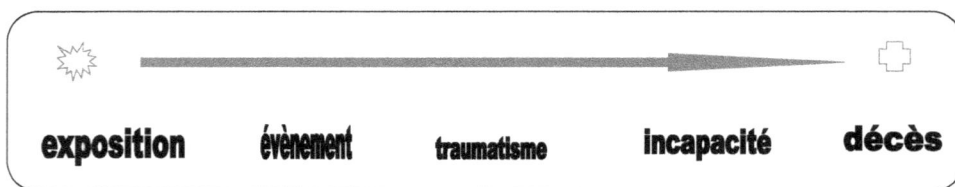

exposition   évènement   traumatisme   incapacité   décès

Figure 2 : le spectre des traumatismes (3).

Source: injury surveillance guidelines 2001. Geneva, World Health Organisation.

### iii. LA MATRICE DE HADDON

La matrice de Haddon permet d'identifier les interactions complexes qui existent entre les facteurs humains, technologiques et environnementaux qui peuvent influencer l'évènement traumatique avant pendant et après sa survenue. Elle permet de combiner les caractéristiques du modèle des traumatismé et celui du spectre des traumatismes. C'est une grille d'analyse représentée par un tableau à deux dimensions présentant, sur un axe, les groupes de facteurs de risque et sur l'autre, les trois phases de l'événement dans le temps.

Tableau 2 : LA MATRICE DE HADDON (3)

| | Hôte | vecteur | Environnement physique | Environnement Socio-économique |
|---|---|---|---|---|
| Avant l'évènement | L'hôte est-il prédisposé ou surexposé au risque ? | Le vecteur représente-t-il un danger ? | L'environnement est-il dangereux ? Y a-t-il des facteurs de réduction du risque ? | L'environnement est-il un facteur favorisant ou réduisant le risque et le danger ? |
| Pendant l'évènement | L'hôte peut-il tolérer la force ou l'énergie transférée ? | Le vecteur offre-t-il une protection ? | L'environnement Contribue-t-il à la survenue des lésions pendant l'évènement ? | L'environnement Contribue-t-il à la survenue des lésions pendant l'évènement ? |
| Après l'évènement | Quelle est la sévérité du traumatisme ? | Le vecteur contribue-t-il au traumatisme ? | L'environnement aggrave-t-il le traumatisme après l'évènement ? | L'environnement contribue-t-il au rétablissement ? |

Source: injury surveillance guidelines 2001. Geneva, World Health Organisation.

Ces trois outils d'analyse des traumatismes ont l'avantage d'appréhender les interventions de préventions spécifiques à chaque facteur impliqué dans la survenue d'un traumatisme. Cependant, ils ne permettent pas d'analyser de façon globale l'ampleur des phénomènes traumatiques, de suivre leur évolution et d'évaluer les mesures entreprises.

## 3.  LA SURVEILLANCE DES TRAUMATISMES

La surveillance des traumatismes permet d'observer dans le temps la dynamique des traumatismes dans un environnement donné. Il s'agit d'un processus continu de collecte systématique, d'analyse, d'interprétation et de diffusion de données sur les traumatismes (3). On distingue deux types de surveillance : la surveillance active et la surveillance passive. La surveillance active est la recherche et l'investigation des cas de traumatisme ; les victimes de traumatisme sont interviewées et suivies. Cette démarche nécessite de disposer de ressources humaines et financières importantes. La surveillance passive consiste à relever systématiquement les informations pertinentes au cours des activités de routine. Par exemple l'établissement des certificats de décès permet d'obtenir systématiquement des données sur les causes de décès. Cette démarche ne nécessite pas de disposer d'importantes ressources. La surveillance des traumatismes a pour outil de base le registre de traumatologie. Cet instrument produit des données exhaustives sur l'ampleur et les caractéristiques du phénomène traumatique, ses tendances et ses facteurs de risques de même que les caractéristiques de la population à risque. Ces données permettent de concevoir et d'appliquer des interventions, de surveiller et d'évaluer les impacts de ces interventions. Toute fois la mise en place de la surveillance nécessite des étapes que représente la figure ci-après.

```
┌─────────────────────────┐                    ┌─────────────────────────┐
│  IDENTIFIER LE PROBLEME  │ ─ ─ ─ ─ ─ ─ ─ ─ ─> │  COLLECTER LES DONNEES  │
└─────────────────────────┘                    └─────────────────────────┘
            ▲                                                │
            ┊                                                ▼
            ┊                                   ┌─────────────────────────┐
            ┊                                   │  CONSTITUER LA BASE DES │
            ┊                                   │         DONNEES         │
            ┊                                   └─────────────────────────┘
┌─────────────────────────┐                                 │
│  EVALUER LE SYSTEME DE   │                                 ▼
│      SURVEILLANCE        │ ─────────────────> ┌─────────────────────────┐
└─────────────────────────┘                    │   TRAITER LES DONNEES   │
            ▲                                   └─────────────────────────┘
            │                                                │
┌─────────────────────────────┐                             │
│ UTILISER LES RESULTATS POUR  │                            ▼
│ PLANIFIER LES INTER VENTIONS │
└─────────────────────────────┘
            ▲
            │
┌─────────────────────────┐                    ┌─────────────────────────┐
│ RAPPORTER LES RESULTATS  │ <───────────────  │  INTERPRETER LES DONNEES│
└─────────────────────────┘                    └─────────────────────────┘
            │
            ▼
┌─────────────────────────────┐
│  • Ministère de la santé    │
│    publique                 │
│                             │
│  • Autres agences publiques │
│                             │
│  • Agences internationales  │
│                             │
│  • Secteurs privés et ONG   │
│                             │
│  •  Communautés             │
└─────────────────────────────┘
```

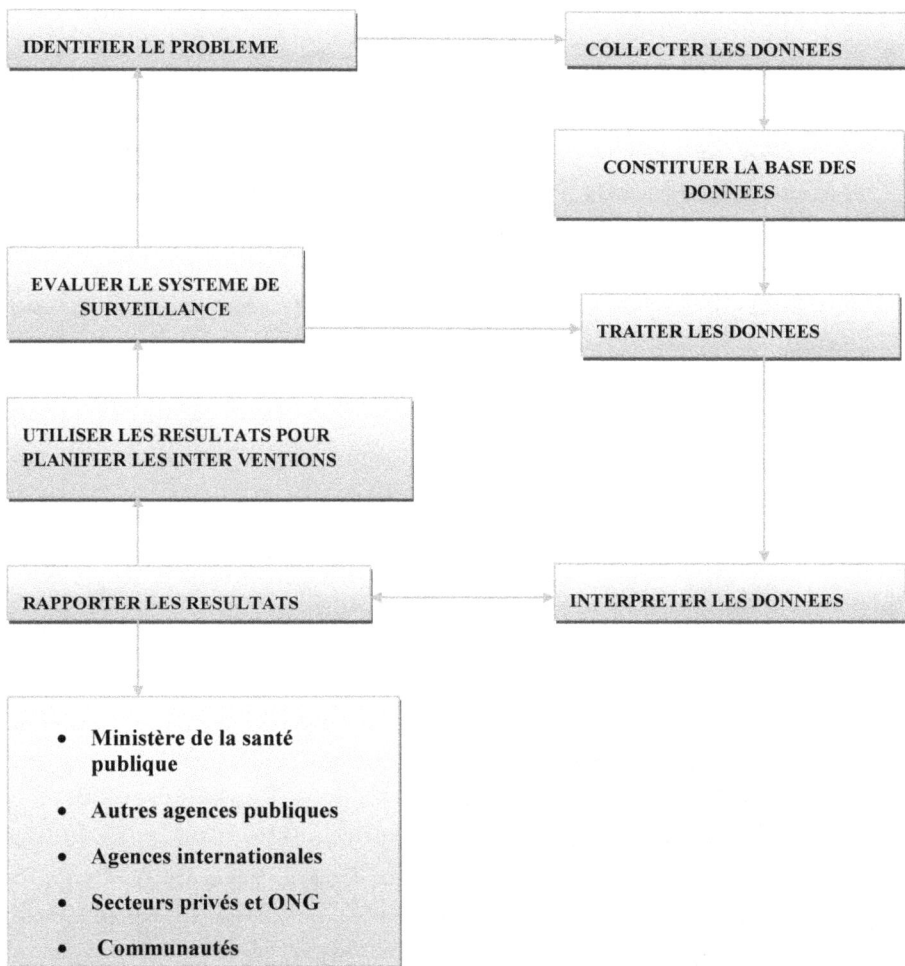

Figure 3 : les étapes de la surveillance des traumatismes (3).

Source: injury surveillance guidelines 2001. Geneva, World Health Organisation.

4. LE REGISTRE DES TRAUMATISMES

Le registre des traumatismes est une base exhaustive de données sur les traumatismes qui comprend plusieurs éléments de données liés aux blessures et aux traumatisés (1). Le principal objectif des registres de traumatologie est de rassembler l'information recueillie, de façon systématique et standardisée, auprès de groupes définis au fil du temps afin de pouvoir l'utiliser à des fins de prévention et de contrôle des phénomènes traumatiques (3). Cette base organisée de données peut être développée sous forme de fichier numérique ou sous forme de copie dure. Le recueil concerne les données pré hospitalières, les données hospitalières et les données concernant la réhabilitation des survivants des traumatismes. Ces données sont recueillies auprès de différentes sources : les dossiers médicaux et infirmiers, les comptes rendus opératoires, les résultats des examens biologiques et de l'imagerie médicale, les fiches de référence et les registres d'admission et de transfert.

5. LES SCORES DE GRAVITE EN TRAUMATOLOGIE

Il existe une diversité des scores utilisés pour mesurer la gravité des lésions. En effet les systèmes de santé étant différents les études faites dans tel système ne peuvent être généralisées ou extrapolées à tel autre système du fait des environnements différents ; ceci explique le souci pour chaque pays ou régions de disposer des données locales     leur permettant de connaitre la typologie des traumatismes de leur environnement (3; 8; 9) . Cela permet de proposer des interventions qui répondent aux besoins de chaque système de santé. Cette volonté a permis de développer des scores de gravité tels :

- le *Kampala Trauma Score KTS* ; il est adapté aux pays en voie de développement et plus particulièrement en Afrique de l'Est et se calcule à partir de l'âge, la pression artérielle systolique, le statut neurologique et le nombre de lésions sévères (14; 15).

- le *Mechanism Glasgow Coma Scale, Age, and Arterial Pressure* (MGAP) : il est développé dans les pays où il existe une médicalisation pré hospitalière comme la

France. Il permet d'évaluer en pré hospitalier le risque de décès des patients victimes de traumatismes (16).

- Et bien d'autres scores comme le score de Vittel en France et le *Revised Injury Severity* Classification (RISC) en Allemagne (16; 17).

Ce développement des scores de gravité adaptés à leur environnement, bien que nécessaire, pose le problème de la comparabilité des données sur les traumatismes entre différentes régions. Le besoin d'un système de standardisation visant à classer les catégories des blessures et leur gravité est donc démontré. La réponse à ce besoin est apportée par :

- L'inclusion des cas dont les diagnostics correspondent aux définitions de l'*International Classification of Diseases, 9th Revision, Clinical Modification (ICD-9-CM)* de l'Organisation mondiale de la Sante (OMS) ou de la dixième révision de la classification internationale des maladies CIM-10 de l'OMS.

- L'utilisation universelle de *l'Abbreviated Injury Scale (AIS)* et de *l'Injury Severity Score (ISS)* (18).

- Hormis ces deux précédentes échelles, d'autres échelles classiques sont utilisées :

  o le *Revised Trauma Score (RTS)* : qui est un score physiologique qui donne une bonne corrélation des décès et se calcule à partir du *Glasgow Coma Scale (GCS)*, de la pression artérielle systolique et de la fréquence respiratoire (19).

  o le *Trauma Revised Injury Severity Score (TRISS)* qui détermine la probabilité de survie à partir du RTS et de l'ISS (19).

  o *l'Injury Impairment Scale (IIS)* : qui est une échelle d'évaluation des séquelles lésionnelles (20).

Les échelles de classification des lésions se regroupent en deux catégories :

- d'une part, les échelles concernant l'état physiologique des victimes qui peut évoluer au cours du temps chez le même individu à l'instar du *TRISS et le RTS,*
- d'autre part, celles qui décrivent les blessures suivant leur localisation anatomique, la nature des lésions et leur gravité relative : *l'AIS, ISS,* le *Mangled Extremity Severity Score (MESS)* (18).

*a.* *L'ABREVIATED INJURY SCALE (AIS)*

L'échelle AIS résulte d'un consensus fondé sur un repère anatomique qui classe une blessure au sein d'un territoire corporel selon une échelle de sévérité à 6 chiffres variant de 1 pour blessure mineure à 6 pour blessure au-delà de toute ressource thérapeutique. Il y a une seule valeur AIS pour chaque lésion d'une victime ; cette valeur correspond à une évaluation intrinsèque de la gravité de la lésion (18).

Tableau 3: Echelle AIS (18)

| Score AIS | Gravité |
|-----------|---------|
| 1 | Mineure |
| 2 | Modérée |
| 3 | sérieuse |
| 4 | Sévère |
| 5 | critique |
| 6 | Maximale |

Source : Description et gravité des lésions traumatiques selon les classifications AIS 1998 et IIS 1994, 2004. Institut de veille sanitaire.

La classification AIS divise par commodité le corps humain en neuf régions selon l'ordre suivant : tête (crâne et cerveau), face (y compris oreille et œil), cou, thorax, abdomen et contenu pelvien colonne vertébrale, membre supérieur, membre inférieur, et lésions externes. Dans chaque région, à l'exception de la colonne vertébrale, et de lésions externes, les lésions sont, à l'intérieur de chacun des types de structure anatomique : zone entière, vaisseaux, nerfs, organes internes, squelette, muscles, tendons et ligaments. Dans la plupart des cas le degré de sévérité est croissant pour chaque regroupement anatomique. A chaque blessure est attribué un code de sept chiffres :

- le premier caractère identifie la région corporelle [R],

- le second caractérise le type de structure anatomique [T],

- les troisième et quatrième caractères identifient la structure anatomique spécifique ou, dans le cas de lésions externes, la nature particulière de la blessure [S],

- les cinquième et sixième identifient le niveau d'atteinte lésionnelle au sein d'une même région corporelle et d'une même structure anatomique [N] ;

- enfin, le dernier caractère, en gras, donne le score AIS proprement dit (18).

## Tableau 4 : les numérotations conventionnelles, utilisées pour décrire les lésions (18)

| | |
|---|---|
| 1. TERRITOIRE CORPOREL | 3. STRUCTURE ANATOMIQUE |
| 1. Tête | SPÉCIFIQUE ou TYPE DE LÉSION |
| 2. Face | ENSEMBLE DU CORPS |
| 3. Cou | 02. Dermabrasion |
| 4. Thorax | 04. Contusion |
| 5. Abdomen | 06. Plaie |
| 6. Colonne vertébrale | 08. Arrachement |
| 7. Membres supérieurs | 10. Amputation |
| 8. Membres inférieurs | 20. Brûlure |
| 9. Indéterminé | 30. Ecrasement |
| | 40. Dégantage |
| | 50. Blessure sans autre précision |
| | 60. Blessure pénétrante |
| | 90. Traumatisme de source non |
| 2. TYPE DE STRUCTURE | Mécanique |
| ANATOMIQUE | TETE - DUREE DE PERTE DE CONNAISSANCE |
| 1. Dans son ensemble | (DPC) |
| 2. Vaisseaux | 02. Durée de la PC |
| 3. Nerfs | 04. } |
| 4. Organes (y compris les muscles et | 06. } Degré de conscience |
| ligaments) | 08. } |
| 5. Squelette (y compris les | 10. Commotion |
| articulations) | COLONNE VERTEBRALE |
| 6. Tête - Durée de perte de | 02. Colonne cervicale |
| connaissance (DPC) | 04. Colonne dorsale |
| | 06. Colonne lombaire |
| | VAISSEAUX, NERFS, ORGANES, OS, |
| | ARTICULATIONS |
| | Sont codés par deux caractères : |
| | 02 et suivants |

Source : Description et gravité des lésions traumatiques selon les classifications AIS 1998 et IIS 1994, 2004. Institut de veille sanitaire.

b. *L'INJURY SEVERITY SCORE (ISS)*.

L'ISS est une échelle qui fournit une meilleure corrélation entre la gravité globale des blessures et la probabilité de survie. Il correspond à la somme des carrés des AIS les plus élevés des trois régions corporelles les plus atteintes (18). La valeur de l'ISS varie de 1 à 75. Les six régions corporelles utilisées dans l'ISS sont les suivantes : Tête ou Cou, Face, Thorax, Abdomen et contenu pelvien, Membres ou ceinture pelvienne, Externes (toute la surface cutanée).

Tableau 5:  L'INJURY SEVERITY SCORE (ISS) (18)

| Score ISS | niveau de gravité |
|-----------|-------------------|
| 1-8 | Mineure |
| 9-15 | Modérée |
| 16-24 | Sévère |
| >24 | Très sévère |

Source : Description et gravité des lésions traumatiques selon les classifications AIS 1998 et IIS 1994, 2004. Institut de veille sanitaire.

Tableau 6 : EXEMPLE DE CALCUL DE L'*INJURY SEVERITY SCORE (ISS)* (18)

| ISS DE LA RÉGION CORPORELLE | LÉSION | CODE AIS | AIS LE PLUS ÉLEVÉ | AIS2 |
|---|---|---|---|---|
| Tête ou Cou, | Contusion cérébrale | 1 4 06 02.3 | | |
| | Section complète de l'artère carotide interne | 3 2 02 12.4 | 4 | 16 |
| Face, | Plaie de l'oreille | 2 1 06 00.1 | 1 | |
| Thorax, | Fractures de côtes Côté gauche 3ème et 4ème | 4 5 04 20.2 | 2 | |
| Abdomen et contenu pelvien, | Hématome rétro péritonéal | 5 4 38 00.3 | 3 | 9 |
| Membres ou ceinture pelvienne, | Fracture de fémur | 8 5 18 00.3 | 3 | 9 |
| Externes (toute la surface cutanée). | Abrasions multiples | 9 1 02 00.1 | 1 | |

ISS =34

Source : Description et gravité des lésions traumatiques selon les classifications AIS 1998 et IIS 1994, 2004. Institut de veille sanitaire.

On obtient la valeur 75 de deux manières, soit par trois lésions d'AIS 5, soit par au moins une lésion d'AIS 6. Toute lésion d'AIS 6 se voit automatiquement attribuer un ISS de 75 (18).

## B. Aperçu du profil des traumatismes dans le monde

Les caractéristiques épidémiologiques des traumatismes diffèrent d'un environnement à un autre (9). Concernant les caractéristiques démographiques de nombreuses études et rapports s'accordent sur une proportion élevée de traumatismes dans l'intervalle 15-50 ans (5; 14; 15; 16; 17; 21; 22; 23; 24). Le rapport annuel de la *National Data Trauma Bank* de l'*American College of Surgeons* rapporta en 2013 une incidence de traumatismes élevée dans les intervalles d'âge de 14 à 29 ans et de 40-50 ans (21). Cette distribution à deux pics se rapproche de celle observée en 2012 par Wainiqolo et al, dans une étude prospective sur le profil des traumatismes à Fiji, qui observèrent des pics traumatismes aux intervalles d'âge de 15-29 et de 30-44 ans (24) . L'âge moyen des traumatisés varie de 26 ans à 52 ans dans différentes études (14; 17; 22; 23; 24; 25) et dépend des critères d'inclusion. L'âge moyen est relativement grand dans les études qui n'incluent que des traumatisés graves quelque soit l'âge (17; 22) ; alors qu'il est relativement jeune dans les études qui incluent des traumatisés quelque soit la gravité de leurs lésions. La population des traumatisés dans les pays à ressources limitées est relativement plus jeune avec un âge moyen de 26 à 33 ans (14; 26); dans les pays industrialisés l'âge moyen des traumatisés graves varie de 42 à 52 ans (17; 22). Il ressort de ces études que la classe d'âge la plus exposée est celle qui est économiquement active : 15-44 ans. La répartition des traumatismes par sexe montre que les hommes sont plus vulnérables, la proportion d'hommes victimes de traumatisme varie entre 61,6% et 84,2% (14; 17; 22; 23; 24; 25). Cette vulnérabilité s'inverse à partir de l'âge de 71 à 80 ans où les femmes deviennent plus exposées (21). Cette tendance s'explique par le fait que des hommes s'adonnent plus aux activités à haut risque : sports, conduite d'engins, armées et autres ; mais aussi par l'espérance de vie très élevée chez la femme et à sa grande vulnérabilité aux chutes qui sont la principale cause de traumatismes chez les personnes âgées (21; 22). Le rôle de l'ethnie dans la survenue des traumatismes accidentel n'est pas établi plus particulièrement dans les accidents de la voie publique où le risque est lié à l'environnement et aux habitudes des usagers. Woan Wui et al dans une étude rétrospective portant sur 1178 patients victimes de traumatisme retrouvèrent en 2013 une incidence de traumatisme plus élevée chez les Malais que les autres groupes ethniques du nord de Singapour (22). Ce résultat s'expliqua par le fait que les malais sont le groupe ethnique majoritaire de cette région ; de ce fait ils sont plus exposés de par leur nombre et non du fait de la spécificité de leur ethnie. Cependant l'ethnie semble jouer un rôle dans la survenue des accidents intentionnels. A ce propos, Wainiqolo et al dans leur étude comparèrent la typologie des traumatismes chez les indiens et les indigènes de Fiji (24). La violence interpersonnelle fut plus liée aux indigènes qui présentèrent également une incidence élevée de traumatisme comparativement aux indiens chez qui la violence auto infligée fut retrouvée cinq fois plus et l'empoisonnement trois fois plus que les proportions observées chez les indigènes.

La typologie et les causes des traumatismes connaissent une grande hétérogénéité d'un environnement à un autre mais aussi d'une période à une autre au sein d'un même environnement.   Cette diversité est le résultat de l'influence de plusieurs facteurs. L'environnement juridique à l'instar de la législation américaine moins contraignante sur la circulation des armes à feu explique en partie que les lésions par armes à feu aient le taux de mortalité le plus élevé dans chaque classe d'âge (21). Alors que dans les pays où la législation est plus contraignante sur l'utilisation des armes à feu, ces dernières sont responsables d'au plus 1% des traumatismes en période de stabilité (23; 25). Par ailleurs dans ces pays on observe une prépondérance des traumatismes fermés (17; 23; 25). Le traumatisme non intentionnel prédomine dans les études nord américaines cependant, le taux de mortalité est plus élevé dans les traumatismes délibérés plus particulièrement les violences auto infligées et collectives (21). Les chutes sont majoritairement impliquées dans la survenue des traumatismes en Amérique, en Europe et en Asie du Sud-Est où les accidents de la voie publique sont la 2ème cause des traumatismes (17; 21; 22). Woan Wui et al rapportèrent en 2013 une fréquence de 51,3% des chutes dans leur série de 1178 traumatisés cette prédominance des chutes est retrouvée en Allemagne chez les traumatisés graves où on observe une proportion de 38,1% en 2013 dans le rapport annuel de la *DGU Registry* (22). Aux états unis, les chutes occupent la première place des causes de traumatismes avec une proportion de 40%, et deux pics aux âges extrêmes : les moins de 7ans et les plus de 75 ans (21). Cette description est différente de celle que nous observons en Afrique où la population est jeune. Les accidents de la voie publique sont la première cause avec des proportions allant de 36% à 90,6% (12; 14; 23).

Deux scores ont été utilisés pour décrire la sévérité des lésions en Afrique ; Thanni L.O.A. et al en 2006, dans une étude rétrospective portant sur 1078 cas au Nigéria, trouvèrent une moyenne de l'ISS de 4,1 correspondant à des traumatismes légers et 5% de leurs patients présentèrent des traumatismes sévères : ISS>16 (23). Cette proportion de traumatismes sévères se rapproche des 4% (KTS ≤ 6) retrouvée par Sebastian V et al en Ouganda dans une cohorte prospective de 3778 cas ; contrairement à Thanni L.O.A. et al ils trouvèrent dans la même étude une moyenne du, KTS de 9,15(traumatisme modéré) (14). Cette différence serait plus liée aux facteurs intrinsèques à chaque score qu'à une différence liée à l'environnement, la sévérité des lésions serait donc similaire pour ces deux études. Les traumatismes sont plus sévères dans les pays industrialisés, aux USA 22,24% des traumatismes sont sévères la moyenne d'ISS des traumatismes graves est de 17 en Allemagne et 25 en France (16; 17; 21). La mortalité augmente avec la sévérité des lésions ; Thanni L.O.A. et al rapportèrent 2,1% le taux de mortalité globale, celui-ci est de 2,7 ; 4,15% et 9,9% respectivement dans l'étude de Sebastian V et al en Ouganda ; aux USA et en Allemagne (14; 17; 21).Les causes de décès les plus retrouvées sont les chutes, les accidents de la voie publique, les armes à feu et la noyade (5; 14; 17; 22; 23; 24). Les membres inférieures sont la région corporelle la plus atteinte suivie de la tête à contrario la mortalité et la sévérité des lésions sont plus importantes en cas d'atteinte de la tête ; du thorax puis des membres inférieurs (14; 17; 22; 23; 24).

Les données pré hospitalières sont retrouvées dans les études européennes, où il existe un système de médicalisation pré hospitalier (16; 17). En France, l'étude first démontra l'intérêt de la médicalisation pré hospitalière dans la réduction de la mortalité à 30 jours chez les personnes prises en charge par le SMUR bien qu'un délai d'admission plus long ait été retrouvé (16). Ces données sur la médicalisation pré hospitalière manquent en Afrique et dans les pays en voie de développement en général. De même il existe un gap de données en ce qui concerne les séquelles en traumatologie dans ces pays. Gadegbeku et al dans une cohorte de 81 719 patients du registre du Rhône rapportèrent en 2006 une incidence annuelle de séquelles majeures en traumatologie routière, de 81 hommes/1 000000 et 29 femmes/1 000 000, plus de la moitié des séquelles étaient encéphaliques, tandis qu'un tiers concerne les membres inférieurs et un sixième la moelle épinière ou les racines nerveuses (20).

D'autres paramètres ont fait l'objet de nombreuses études, la complétude des données de traumatologie est excellente dans les milieux où il existe un registre de traumatologie avec au moins 90% de données disponibles pour chaque variable contrairement au 2 à 100% dans les études où les données sont extraites rétrospectivement des dossiers médicaux (12; 14; 15; 23). La durée du séjour hospitalier varie considérablement dans différentes études elle dépend de la sévérité des lésions traumatiques. Le délai d'admission, la proportion de malade intubée, le nombre de procédure chirurgicale, la quantité de liquide perfusée, les types des examens réalisés, la survenue des complications, et l'état du malade à la sortie de l'hôpital sont aussi étudiés pour apprécier l'effectivité et les besoins du système (16; 17; 24).

Les registres des traumatismes sont des bases de données très utiles pour la surveillance des traumatismes, leur prévention et l'amélioration des pratiques professionnelles ; ils demeurent sous-utilisés dans les pays à ressources limités.

# III. METHODOLOGIE

## 1. TYPE D'ETUDE

Nous avons réalisé une étude descriptive et prospective.

## 2. LIEU D'ETUDE

L'étude s'est déroulée à l'Hôpital Central de Yaoundé à l'unité de chirurgie qui comporte les services ci-après :

- Le Bloc des Urgences Chirurgicales : qui s'occupe des urgences en chirurgie traumatologique et non traumatologique
- Les services de traumatologie A et B qui prennent en charge des cas d'orthopédie traumatologiques et non traumatologiques
- Les services de neurochirurgie, de chirurgie pédiatrique, d'urologie, de chirurgie viscérale, d'orl et chirurgie faciale, d'ophtalmologie, d'anesthésie et réanimation, du grand bloc qui réunit plusieurs salles opératoires et le service de chirurgie sociale.

## 3. PERIODE D'ETUDE

- La période d'étude s'est étalée sur trois mois, de février 2015 à avril 2015.

## 4. POPULATION D'ETUDE

### a. CRITERES D'INCLUSION

Nous avons inclus dans notre étude des personnes victimes de traumatisme et présentant une atteinte de l'intégrité corporelle telle que définie par la 9ème classification internationale des maladies (CIM 9) et admises à l'unité de chirurgie de l'Hôpital Central de Yaoundé pendant la période d'étude.

### b. CRITERES D'EXCLUSION

Nous avons exclus de notre étude, les traumatisés :

➤ ayant retiré en cours d'étude leur accord de participation à l'étude,

➤ n'ayant pas réalisé d'examens complémentaires permettant d'établir un diagnostic précis des lésions traumatiques,

➤ et les perdus de vue.

c. TAILLE MINIMALE DE L'ECHANTILLON

La taille minimale de l'échantillon est calculée à partir de la formule : $n = Z^2 \, p \, (1-p)/d^2$. Pour une prévalence(p) hospitalière des traumatismes de 27% (12), un degré de précision(d) de 5% et un écart Z fixé à 1,96 ; la taille minimale de l'échantillon est de : **202 patients**.

5. PROCEDURE

- L'inclusion des patients se faisait dès leur admission au service d'urgences chirurgicales ou dans l'un des services de chirurgie de l'hôpital central de Yaoundé.

- Puis nous les interrogions afin de recueillir des données accidentologiques et démographiques.

- Nous consultions ensuite les dossiers médicaux, les résultats des examens de l'imagerie médicale et les comptes rendus opératoires des malades interrogés, afin de recueillir des données sur la nature des lésions, leur topographie, et le pronostic au 30$^{ème}$ jour en terme de survie ou de mortalité.

- Nous contactions les patients sortis avant le 30$^{ème}$ jour après l'accident par téléphone afin de recueillir des informations sur leur devenir après ce délai.

6. MATERIEL UTILISE

Pour mener à bien notre étude, nous avons utilisé entre autres, le matériel ci-après :

- Fiches de collecte de données
- Ordinateur portable
- Téléphone portable

7. VARIABLES ETUDIEES

Nous avons recueilli les données sur les variables ci-après

a. variables démographiques : l'âge et le sexe

b. variables socioprofessionnelles : la profession et le groupe socioprofessionnel selon la nomenclature camerounaise des métiers, emplois et professions de septembre 2013 (27).

- o Cette nomenclature distingue 8 groupes socioprofessionnels :

  - agriculteurs et ouvriers de l'agriculture, de l'élevage, de la pêche et des autres activités liées à la foret
  - Cadres dirigeants
  - professions intellectuelles et scientifiques ou cadres experts
  - professions intermédiaires
  - employés de type administratif
  - personnel des services directs aux particuliers, commerçants et vendeurs
  - artisans et ouvriers de l'industrie
  - forces de défense et de sécurité et personnel de l'administration pénitentiaire

- o à ces 8 catégories nous avons ajouté :

  - les élèves et étudiants
  - les retraités n'exerçant aucune autre activité
  - et les personnes sans emploi

- o l'analyse de caractéristiques socioprofessionnelles s'est recentrée sur les classes d'âges économiquement actives : 15-45 ans et 46-82 ans

c. le lieu de survenue de l'accident,

d. l'activité exercée au cours du traumatisme,

e. les modes de transport vers le centre de traumatologie

f. le type d'admission

g. Les causes des traumatismes

h. Le type de traumatisme selon le caractère intentionnel

i. La sévérité des lésions traumatiques suivant l'échelle de gravité de l'AIS version 1998 et de l'ISS 1994 de *l'Association for the Advancement of Automotive Medicine (AAAM)* (18).

j. La topographie des lésions selon l'AIS version 1998 (18).

k. Le caractère polytraumatisé

l. La mortalité à J30

8.  ANALYSE DES DONNEES

- Nous avons utilisé le logiciel Epi info version 3.5.3 pour la saisie et l'analyse statistique des données, et le logiciel Microsoft Office Excel 2007 pour la conception des tableaux et des figures.

- Nous avons déterminé les effectifs, les proportions et les ratios des différentes variables qualitatives.

- Nous avons calculé les moyennes, les médianes et les quartiles des variables quantitatives et le taux de mortalité à J30.

9.  CONSIDERATIONS ETHIQUES

Nous avons obtenu:

- La clairance éthique du Comité d'Ethique de la Faculté de Médecine et des Sciences Biomédicales de l'Université de Yaoundé I.

- L'autorisation administrative de recrutement auprès de la direction de l'Hôpital Central de Yaoundé.

- Le consentement éclairé des malades ou de leurs gardes-malade.

- Le traitement des données s'est fait dans le respect de la confidentialité

# IV. RESULTATS

## A. Données démographiques

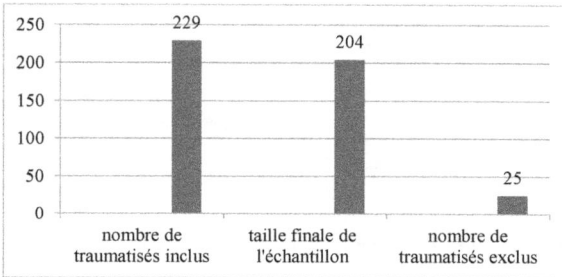

Figure 4 : données sur l'inclusion des traumatisés

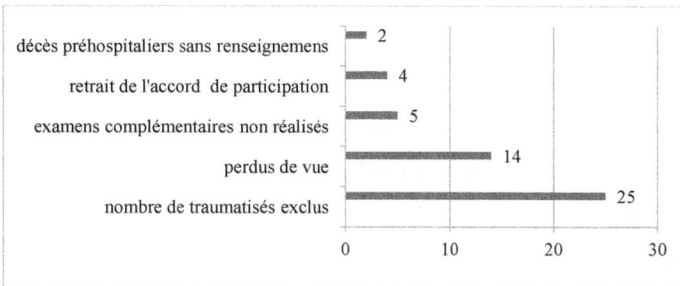

Figure 5 : motifs d'exclusion des traumatisés

Tableau 7 : répartition des traumatisés par classes d'âges

| classes d'âges | effectifs | pourcentages (%) |
|:---:|:---:|:---:|
| [0 ; 14] | 30 | 14,7 |
| **[15 ; 45]** | **131** | **64,2** |
| [46 ; 75] | 37 | 18,1 |
| [76 ; 82] | 6 | 3 |
| **TOTAL** | **204** | **100** |

Tableau 8 : paramètres de position de la répartition des traumatisés par classes d'âges

| paramètres de position de l'âge | Valeurs (ans) |
|:---:|:---:|
| Extrêmes | 9 mois à 82ans |
| **moyenne d'âge** | **33,42 ± 17, 17** |
| premier quartile | 22,5 |
| médiane | 32 |
| troisième quartile | 43 |
| **classe modale** | **[15-45]** |

❖ Parmi les 204 malades, nous avons dénombré 159 (78%) sujets de sexe masculin.
❖ Le sexe ratio était de 3,53 et était supérieur à 1 dans toutes les tranches d'âges.

Tableau 9 : répartition des traumatisés par groupes socioprofessionnels et par classes d'âges économiquement actifs

| groupes socioprofessionnels | [15-45] (%) | [46-82] (%) | Pourcentages(%) |
|---|---|---|---|
| **artisans et ouvriers de l'industrie** | **24,4** | **7,1** | **20,2** |
| **personnels des services directs aux particuliers commerçants et vendeurs** | 22,1 | 11,9 | **19,7** |
| **exploitants agricoles, forestiers fauniques et éleveurs** | 9,2 | **42,9** | **17,3** |
| **sans emplois** | 15,3 | 14,3 | **15** |
| **élèves/étudiants** | 16,8 | 0 | **12,7** |
| cadres dirigeants | 2,3 | 9,5 | 4 |
| cadres experts | 5,3 | 0 | 4 |
| professions intermédiaires | 2,3 | 4,8 | 2,9 |
| personnels des forces de défense | 1,5 | 2,4 | 1,7 |
| retraités | 0 | 7,1 | 1,7 |
| employés types administratifs | 0,8 | 0 | 0,8 |
| TOTAL | 100 | 100 | 100 |

## B. Données sur l'environnement des traumatismes

Tableau 10 : activités exercées au cours du traumatisme

| activités exercées au cours du traumatisme | effectifs | pourcentages % |
|---|---|---|
| **travail et voyages d'affaires** | **70** | **34,31** |
| **activités récréatives** | **68** | **33,33** |
| autres voyages | 14 | 6,86 |
| autres | 52 | 25,5 |
| total | **204** | **100** |

Tableau 11 : lieux de l'accident

| lieux de l'accident | effectifs | pourcentages % |
|---|---|---|
| **route** | **124** | **60,78** |
| **domicile** | **38** | **18,62** |
| plantation/forêt | 12 | 5,89 |
| aire commerciale | 10 | 4,9 |
| aire industrielle | 8 | 3,92 |
| autres | 12 | 5,89 |
| **total** | **204** | **100** |

❖ La proportion des traumatismes survenant en zone urbaine était de 66, 67% (136/204).

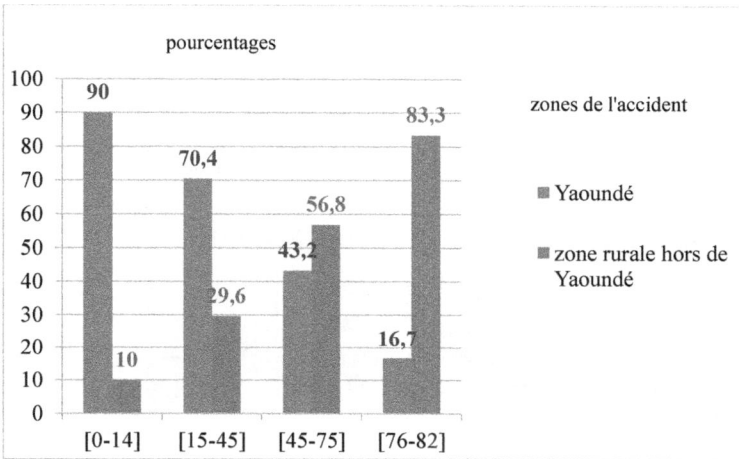

FIGURE 6 : distribution des traumatisés par zones de l'accident et par classes d'âges

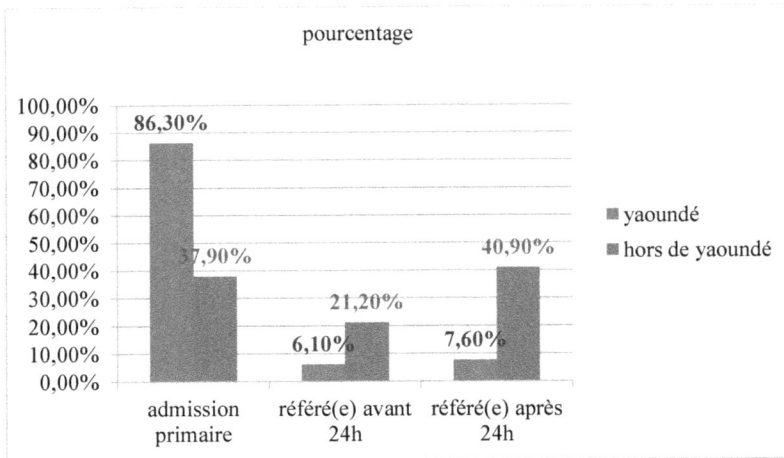

pourcentage

FIGURE 7 : mode d'admission des traumatisés à l'Hôpital Central de Yaoundé par zone de l'accident

❖ La proportion de polytraumatisés ayant bénéficiés du transport médicalisé était de 2,56% (1/39).

## C. Typologie des traumatismes

Tableau 12 : causes des traumatismes

| causes des traumatismes | effectifs | pourcentages % |
|---|---|---|
| **accidents d'automobile** | **49** | **24,02** |
| accidents de motocyclette | 38 | 18,63 |
| collisions automobile-motocyclette | 27 | 13,23 |
| agressions par arme blanche | 21 | 10,3 |
| chutes de sa hauteur | 17 | 8,33 |
| chutes d'une grande hauteur | 13 | 6,37 |
| brûlures | 12 | 5,89 |
| chutes d'objet | 6 | 2,94 |
| morsures de chien | 5 | 2,45 |
| autres | 5 | 2,45 |
| accidents causé par les machines | 4 | 1,96 |
| accidents d'abattage | 4 | 1,96 |
| morsures de serpent | 3 | 1,47 |
| total | **204** | **100** |

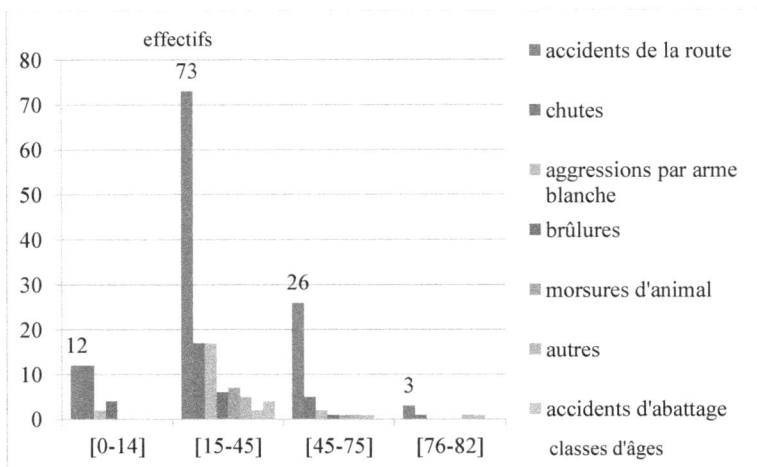

FIGURE 8 : causes des traumatismes par classes d'âges

Tableau 13 : types d'usagers de la route

| Types d'usagers de la route | effectifs | pourcentages % | ratio homme/femme |
|---|---|---|---|
| Piétons | 49 | 40,5 | 2,75 |
| Usagers de deux roues moteurs | 45 | 37,2 | 5 |
| Usagers d'automobiles | 27 | 22,3 | 1,7 |
| Total | 121 | 100 | |

❖ La proportion d'usagers de véhicules portant un dispositif de protection était de 8,3% (6/72).
❖ La proportion de traumatismes intentionnels était de 13,72 %(28/204).
❖ Le ratio traumatisme délibéré / traumatisme accidentel était de 4 ; ce ratio était inférieur à 1dans les autres lieux de survenue des traumatismes.

D. **Données sur la morbidité des traumatismes**

Tableau 14 : répartition des traumatismes par régions corporelles de l'AIS

| régions corporelles de l'AIS | effectifs | Pourcentages % |
|---|---|---|
| **membres inférieurs** | **88** | **42,7** |
| tête | 58 | 28,2 |
| lésions externes | 41 | 19,9 |
| membres supérieurs | 34 | 16,5 |
| face | 33 | 16 |
| rachis | 18 | 8,7 |
| abdomen | 18 | 8,7 |
| thorax | 13 | 6,3 |
| cou | 2 | 1 |

* Un patient peut présenter des lésions dans plusieurs régions corporelles
+ AIS : abbreviated injury scale

❖ Parmi les traumatisés de notre échantillon, 39/204 (19%) étaient des polytraumatisés.

Tableau 15 : nature des lésions

| nature des lésions | effectifs | pourcentages(%) |
|---|---|---|
| fractures fermées | 84 | 40, 11 |
| Plaies cutanées | 58 | 28,43 |
| fractures ouvertes | 36 | 17,6 |
| contusion des parties molles | 22 | 10,78 |
| épanchement sanguin des espaces méningés | 18 | 8,8 |
| coma | 17 | 8,3 |
| ruptures et plaies d'organes intra abdominaux | 15 | 7,3 |
| luxations | 14 | 6,8 |
| hématomes cérébraux | 13 | 6,37 |
| brûlure thermique | 11 | 5,39 |
| sections médullaires | 11 | 5,39 |
| épanchement sanguin des séreuses | 7 | 3,4 |
| écrasement de membre | 4 | 1,96 |
| engagement cérébraux | 4 | 1,96 |
| brûlures électriques | 2 | 1 |
| plaies pénétrantes du thorax | 2 | 1 |
| amputation traumatique | 1 | 0,5 |
| Plaies vasculaires | 1 | 0,5 |
| autres lésions | 19 | 9,3 |

+ Un patient peut présenter plusieurs lésions de nature différente

Tableau 16 : répartition par région corporelle des lésions ayant un score AIS≥3

| régions corporelles AIS | nombre par région des lésions corporelles ayant un score AIS≥3 | pourcentages (%) par région des lésions AIS≥3 |
|---|---|---|
| **membres inférieurs** | **60** | **73,2** |
| tête | 34 | 65,4 |
| **rachis** | **15** | **88,2** |
| abdomen | 11 | 64,7 |
| lésions externes | 9 | 17,3 |
| membres supérieurs | 8 | 25 |
| thorax | 4 | 36,4 |
| face | 1 | 2,8 |
| cou | 1 | 50 |

+   Un patient peut présenter des lésions dans plusieurs régions corporelles
*   AIS : Abbreviated Injury Scale

Tableau 17 : répartition des lésions selon l'Injury Severity Score (ISS)

| gravité des lésions | effectifs | pourcentages (%) |
|---|---|---|
| légère (1≤ISS≤8) | 65 | 33,2 |
| modérée (9≤ISS≤15) | **84** | **42,8** |
| sévère (16≤ISS≤24) | 25 | 12,8 |
| très sévère (>24) | 22 | 11,2 |
| total | **196** | **100** |

Tableau 18 : paramètres de position de l'Injury Severity Score (ISS)

| paramètres de position de l'ISS | valeurs |
|---|---|
| ISS moyen | $10,9 \pm 7,6$ |
| premier quartile | 5 |
| médiane | 9 |
| troisième quartile | 14 |
| mode | 9 |

❖ le taux de mortalité au $30^{ème}$ jour après la survenue du traumatisme (J30) était de : 4,9% (10/204).

## E. Données sur la mortalité des traumatismes à l'Hôpital Central de Yaoundé

Tableau 19 : taux de mortalité à j30 par classes d'âges

| classes d'âges | taux de mortalité à j30 (%) |
|---|---|
| [0-14] | 10 (3/30) |
| [15-45] | 2,3 (3/131) |
| [46-75] | 9,67 (3/31) |
| [76-82] | 16,67 (1/6) |

* J30 : 30ème jour après la survenue du traumatisme

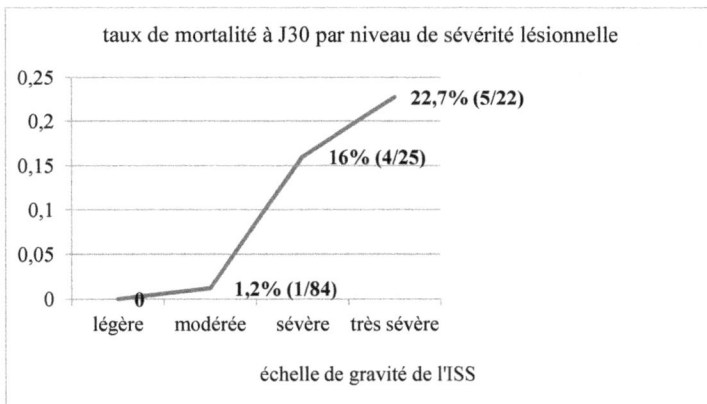

FIGURE 9 : taux de mortalité a j30 par niveau de sévérité des lésions

❖ Le ratio mortalité à j30 des polytraumatisés/ mortalité à j30 des non polytraumatisés était de : 5,5

* J30 : 30ème jour après la survenue du traumatisme

TABLEAU 20 : taux de mortalité à j30 par cause

| causes des traumatismes | mortalité à J30 (%) |
|---|---|
| **brûlures** | **8,3 (1/12)** |
| **accidents de la route** | 7, 01 (8/114) |
| **agressions par arme blanche** | 4,76 (1/21) |
| chutes | 0 |
| morsures de chien | 0 |
| accidents causé par les machines | 0 |
| accidents d'abattage | 0 |
| morsures de serpent | 0 |

  * J30 : 30$^{ème}$ jour après la survenue du traumatisme

Tableau 21 : taux de mortalité à j30 par types d'usagers de la route

| Types d'usagers | taux de mortalité à J30 par types d'usagers |
|---|---|
| **Piétons** | **10,2 (5/49)** |
| Usagers d'automobiles | 3,7 (1/27) |
| Usagers de deux roues moteurs | 4,44 (2/45) |

❖ nous avons enregistré un taux de mortalité à j30 de 2,85% chez les usagers de véhicules n'ayant aucun dispositif de protection contre 0% chez ceux portant un dispositif de protection.

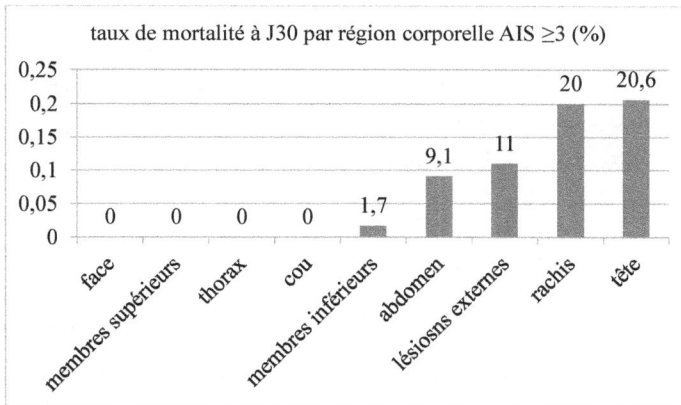

FIGURE 10 : taux de mortalité à j30 par régions corporelles AIS et pour AIS≥3

* J30 :30$^{ème}$ jour après le traumatisme
+ AIS : Abbreviated Injury Scale

# V.  DISCUSSION

1. Analyse des principaux résultats et leurs implications

Les sujets âgés de 15-45 sont la classe d'âges la plus exposée avec une proportion de 64,2% (p.28). Ce constat s'explique dans notre étude par la localisation en milieu urbain de l'Hôpital Central de Yaoundé qui accueille en premier, pour des raisons de proximité, une population urbaine majoritairement jeune. Cette démographie est le reflet de l'exode rural qui explique la différence observée dans la distribution des traumatismes en zone urbaine, où la proportion de traumatismes diminue à mesure que l'âge des traumatisés augmente, et en zone rurale où cette proportion croit inversement (p.31). L'influence de l'exode rural dans la distribution des traumatismes n'avait pas encore été rapportée, cependant, l'exposition des jeunes et particulièrement des personnes actives est rapportées par la plupart des études (14; 22; 24). Il en est de même pour ce qui concerne la vulnérabilité masculine pour les traumatismes ; nous avons observé dans notre étude un sexe ratio de 3,5.

La classe des artisans et ouvriers et celles des commerçants et agriculteurs sont les professions les plus exposées (p.29). Ceci implique des conséquences économiques majeures notamment en termes de perte de productivité ; par ailleurs un coût social élevé puisque ces personnes pourvoient aux besoins de leur famille et le tiers de ces traumatismes surviennent dans le cadre du travail (5).

Le transport des traumatisés graves ou des polytraumatisés en particulier reste insuffisant car seulement 2,56% de ces derniers ont pu bénéficier du transport médicalisé. Cela s'expliquerait dans notre milieu par l'influence combinée des facteurs comme la sous utilisation du service d'aide médicale urgente (SAMU) par la communauté et l'étroitesse des capacités du SAMU à faire face à la demande. Ces problèmes d'insuffisance de systèmes organisés de ramassage pré hospitalier des traumatisés sont observés en général dans les pays à ressources limitées (28).

Les accidents de la route sont la première cause des traumatismes avec une grande vulnérabilité des piétons et usagers des deux roues-moteur (p.33-34); par ailleurs l'une des principales caractéristiques que nous avons observées chez les usagers de véhicules est le non respect du port du dispositif de protection. Ce constat résulterait de certaines insuffisances observées dans notre milieu à savoir : l'incivisme des usagers de la route et la lassitude des services de prévention routière. Cette prédominance observée des accidents de la route est la première cause des traumatismes dans les pays à ressources limitées (7; 12; 23).

Après les accidents de la route et les chutes, les agressions sont la troisième cause des traumatismes et réalisent leur plus grande fréquence en milieu commercial où ils sont quatre fois plus fréquents que les traumatismes accidentels. Pour Chichom et al ces agressions sont la deuxième cause des traumatismes chez les adultes dans notre milieu (12) ; leur grande récurrence dans les aires commerciales présagerait de l'influence de la pauvreté ou au mieux du chômage dans la survenue de cette violence.

Les membres inférieurs sont la région corporelle la plus touchée et sont suivis par la tête et la peau (p.35). Les fractures, les plaies et contusions de la peau sont les lésions les plus fréquentes (p.36). L'ISS moyen correspond à des traumatismes modérés tandis que 24% des traumatismes sont graves (ISS>15) et intéressent particulièrement le rachis, les membres inférieurs et la tête avec une proportion de polytraumatisés de 19% (p.37-38). Cette morbidité des traumatismes, par la nature et la gravité des lésions, présage de séquelles lourdes, d'un impact social et économique conséquent et de défis importants pour l'équipe médicale. Dans leur série rétrospective Thani et al rapportèrent une proportion de polytraumatisés de 60.9%, malgré cette proportion élevée de polytraumatisés ils notèrent un ISS moyen de 4 et seulement 54 traumatisés sévères sur /1078 (23). Cette différence de profil lésionnel entre nos deux études s'explique par le problème de complétude de données rencontré par Thani et al qui avaient des proportions d'absence de données des variables étudiées allant de 2 à 100%.

La mortalité hospitalière des traumatismes à l'hôpital central de Yaoundé est de 4,9% 30 jours après la survenue du traumatisme et elle réalise deux pics chez les moins de 15 ans et chez les plus de 75 ans (p39). Cette mortalité est sous l'influence de plusieurs facteurs :

- La sévérité des lésions : le taux de mortalité augmente avec le niveau de sévérité des lésions, passant de 1,2% pour les traumatismes modérés à 22,7% pour les traumatismes sévères (p39);
- Le caractère polytraumatisé : la mortalité est cinq fois plus importante chez les polytraumatisés ;

- Les principales causes de traumatismes associées à une mortalité élevée sont dans cet ordre : les brûlures, les accidents de la route et les agressions par arme blanche (p40) ;
- La région corporelle impliquée : la mortalité est plus importante en cas d'atteinte de la tête et du rachis (p41),
- Le type d'usagers de la route : la mortalité est plus importante chez les piétons : 10,2 % (p41).

En 2006, Thanni et al au Nigéria rapportèrent un taux de mortalité de 2% aux urgences traumatologiques, et comme facteurs associés à une forte mortalité : la sévérité des lésions, l'atteinte de la tête, le caractère polytraumatisé et les accidents de la route (23). Bien que nous constatons une similitude des facteurs associés à une forte mortalité ; on note cependant une différence des taux de mortalité des deux études. Cette différence s'explique, outre la bonne complétude des données de notre étude et contrairement à celle de Thanni et a , par l'inclusion des décès enregistrés dans les services prenant en relais la prise en charge des traumatisés. En plus du lieu d'inclusion et de la complétude des données, d'autres critères méthodologiques justifient les variations des taux de mortalité : notamment la période de mesure de la mortalité à ce propos Sebastian V. Demyttenaere et al rapportèrent une mortalité de 2,7% à 2 semaines à l'unité des blessés (14). Par ailleurs la non inclusion des décès pré hospitaliers sous estime cette mortalité, dans notre étude les décès pré hospitaliers représentaient 16,67% (2/12) des décès recensés (p27). Pourtant, la réduction de la mortalité globale due au traumatisme nécessite des actions aux niveaux pré hospitalier et hospitalier :

- L'amélioration de la prise en charge hospitalière des traumatisés : évaluation fréquente des pratiques professionnelles, des besoins et de la demande ; amélioration des performances, réorganisation des services et des ressources.
- Le contrôle des facteurs d'aggravation des lésions : réduction des délais de prise en charge impliquant notamment la prise en charge pré hospitalière, et entre autres le respect du port du dispositif de protection.
- Le contrôle des facteurs étiologiques par la prévention.

2. Limites de l'étude

- La principale limite de notre étude est la petite taille de notre échantillon résultant de la courte période de recrutement des traumatisés à l'hôpital central de Yaoundé. Toute fois, le caractère prospectif de l'étude, l'inclusion des cas selon la CIM 9, l'utilisation de l'AIS et l'ISS garantissent la qualité des données et leur comparabilité aux résultats d'autres auteurs. Par ailleurs, du fait de l'échantillonnage consécutif de notre procédé, nous pensons que ces résultats peuvent être extrapolés à la population des traumatisés de l'Hôpital Central de Yaoundé.

- Par ailleurs la difficulté à obtenir le nombre de malades reçus à l'Hôpital Central de Yaoundé pendant la période de recrutement nous a limités dans l'appréciation de la prévalence hospitalière des traumatismes dans cette institution. Chichom et al rapportèrent une prévalence hospitalière des traumatismes de 27% à l'Hôpital Régional de Limbé (12).

# CONCLUSION

La réduction des impacts morbide, mortel et socioéconomique des traumatismes dans notre pays nécessite la mise en œuvre de politiques de prévention fondées sur les données locales sur les traumatismes. L'inexistence d'un système de surveillance épidémiologique des traumatismes explique la rareté de ces données dans notre milieu. Cette rareté des données nous a conduits à nous interroger sur le profil des traumatismes à l'Hôpital Central de Yaoundé. Pour élaborer ce profil nous avons réalisé une étude descriptive et prospective dont nous rapportons ci-après les caractéristiques majeures des traumatismes recensés dans cette institution.

- La population la plus exposée aux traumatismes est jeune et économiquement active, avec une prédominance masculine. Le profil démographique des traumatisés de la zone urbaine diffère de celui de la zone rurale du fait de l'exode rural.
- Le transport des traumatisés graves reste insuffisant.
- Les accidents de la route sont la première cause des traumatismes et la quasi totalité des usagers de la route ne respecte pas le port du dispositif de protection. Les agressions sont la première cause de traumatismes dans les aires commerciales.
- Les blessures orthopédiques, les plaies et contusions de la peau sont les lésions les plus fréquentes. Les membres inférieurs, la tête et le rachis sont les régions corporelles qui présentent les lésions les plus graves.
- Les facteurs associés à une forte mortalité sont : la sévérité des lésions, l'atteinte de la tête ou du rachis, les brûlures, les accidents de la route et les agressions. Aussi, la mortalité est élevée chez les polytraumatisés et les piétons.

# RECOMMANDATIONS

Parvenus au terme de notre étude et à la lumière de nos résultats, nous formulons humblement les recommandations ci-après :

➢ Aux autorités hospitalières : nous recommandons l'institution d'un registre hospitalier des traumatismes afin de permettre une évaluation continue du pronostic des traumatisés et de ses facteurs dans cet hôpital.

➢ Au Ministère de la Santé Publique : l'institution d'un registre national des traumatismes afin de fournir les données nationales sur l'épidémiologie des traumatismes et de fonder la prévention sur les résultats de ce registre.

➢ A la gendarmerie et la police : de renforcer la sécurité dans les zones de commerce afin de réduire l'impact des traumatismes intentionnels dans ces zones.

➢ Au Ministère des Transports : sensibiliser les usagers de la route sur la bonne conduite, le respect de la signalisation routière, le respect du port du dispositif de protection et leur rôle dans la réduction de la morbimortalité des traumatismes routiers.

➢ Au SAMU et aux sapeurs pompiers une plus grande mobilisation afin d'améliorer le ramassage et le transport médicalisé des traumatisés graves.

# REFERENCES

1. **Institut canadien d'information sur la santé.** google. *Institut canadien d'information sur la santé.* [En ligne] 3.0, 2012. [Citation : 13 11 2014.] http://www.google.fr/search?ie=ISO-8859-1&q=registre+national+des+traumatismes%2C+fichier+etendu-dictionnaire+de+donn%E9es+pdf&btng=rechercher.

2. **American College of Surgery, Commetee On Trauma.** *American College of Surgery.* [En ligne] 2013. [Citation : 17 11 2014.] http://www.google.fr/gwt/x?gl=FR&hl=fr-FR&u=http://www.ntdsdictionary.org/softwarevendors/documents/MAIN2013NTDS_UPDATE_040913.pdf&source=s&q=ACS+NTDB+national+trauma+data+standard:+data+dictionary+2013+admissions+pdf.

3. **Holder Y, Peden M, Krug E et al Ed.** *injury surveillance guidelines.* Geneva : World health organisation, 2001.

4. **Organisation mondiale de la Santé.** *La prévention des traumatismes et de la violence : guide à l'intention des ministères de la santé.* Genève : Organisation mondiale de la Santé, 2007.

5. **Organisation Mondiale de la Santé.** *Décennie d'action pour la sécurité routière 2011–2020.* Genève : Organisation Mondiale de la Santé, 2011. WHO/NMH/VIP 11.07.

6. **Mock C, Lorman J. D, Goosen J et al.** *Lignes directrices pour les Soins essentiels en Traumatologie.* Genève : Organisation Mondiale de la Santé, 2004.

7. **Hofman K, Primack A, Keusch G et al.** Addressing the Growing Burden of Trauma and Injury in Low- and Middle-Income Countries. *Am J Public Health.* 2005, Vol. 95, pp. 13-17.

8. **Mehmood A, Razzak J. A.** Trauma registry — needs and challenges in developing countries. *J Pak Med Assoc.* 12 december 2009, Vol. 59, pp. 807-809.

9. **Raux M, Harrois A, Gauss T et al.** De la nécessité de registres français en traumatologie. *Ann. Fr. Med. Urgence.* 2012, Vol. 2, pp. 153-155.

10. **Bureau régional de l'OMS pour l'Afrique .** *Stratégie de Coopération de l'OMS avec les pays, 2010-2015,Cameroun.* [éd.] Bureau régional de l'OMS pour l'Afrique l'Unité des Publications et des Langues. Inde : s.n., 2009.

11. **BAHEBECK.J, NGOWE NGOWE M N, DJIENTCHEU V et al.** Le traumatisme infantile: Etude de 116 cas observés à l'hôpital général de Yaoundé = Trauma in the infant : 116 cases in Yaounde. *médecine d'afrique noire.* 2004, Vol. 51, pp. 31-35.

12. **Chichom M.A, Etoundi M.GA, Azabji K. et al.** hospital based injury data from level III institution in cameroon : retrospective analysis of the present registration system. [éd.] Elsevier Ltd. *injury.* 2011.

13. **KAGMENI G, DOMGANG NOCHE C,EPEE E et al.** Traumatismes oculo-palpébraux en zone semi-rurale au Cameroun : aspects épidémiologiques, cliniques et thérapeutiques. *Revue Africaine de Chirurgie et Spécialités.* 2011, Vol. 5, 2.

14. **Demyttenaere V, Nansamba C, Nganwa A et al.** Injury in Kampala, Uganda: 6 years later. *J Can chir.* octobre 2009, Vol. 52, pp. 146-150.

15. **Macleod J.B.A, Kobusingye O, Frost C et al.** Kampala Trauma Score (KTS): Is it a New Triage Tool? *East and Central African Journal of Surgery* . 2007, Vol. 12, pp. 74-82.

16. *LES ENSEIGNEMENTS DU FICHIER FRANÇAIS SUR LES TRAUMATISES GRAVES.* **M, FREYSZ.** s.l. : Sfar, 2012.

17. **German Trauma Society.** *German Trauma Society.* [En ligne] 2013. [Citation : 15 12 2014.] http://www.google.fr/gwt/x?gl=FR&hl=fr-FR&u=http://www.dgu-online.de/fileadmin/published_content/5.Qualitaet_und_Sicherheit/PDF/2013-TR-DRU-annual+report+2013+of+the+trauma+register+DGU+pdf.

18. **Advancement of Automotive Medicine.** *institut de veille sanitaire.* [En ligne] 2004. [Citation : 07 11 2014.] http://www.google.fr/gwt/xl?gl=FR&hl=fr-FR&u=http://www.invs.sante.fr/publications/2004/classification_ais_iis/&source=s&q=description+et+gravite+des+lesions+traumatiques+AIS+1998+et+IIS+1994+pdf.

19. **Brockamp T, Maegele M, Gaarder C et al.** Comparison of the predictive performance of the BIG, TRISS, and PS09 score in an adult trauma population derived from multiple international trauma registries. *Critical Care.* 2013, Vol. 17.

20. **Gadegbeku B, Ndiaye A, Chiron M.** Séquelles majeures en traumatologie routière, registre du Rhône,1996-2003. *Bulletin épidémiologique hebdomadaire.* institut de veille sanitaire, 2006, 36, pp. 267-272.

21. **American College of Surgeons.** *National Trauma Data Bank 2013 Annual Report.* Chicago : American College of Surgeons, 2013.

22. **Wui L.W, Shaun G.E, Ramalingam G et al.** epidemiology of trauma in a cute care hospital in Singapoure. *J Emerg Shock.* juillet-sept 2014, Vol. 7(3), pp. 174-179.

23. **Thanni L.O.A, Kehinde O.A.** Trauma at a Nigerian teaching hospital: pattern and documentation of presentation. *African Health Sciences.* june 2006, Vol. 6, pp. 104-107.

24. **Wainiqolo I, Kafoa B, Kool J et al.** A profile of Injury in Fiji: findings from a population-based injury surveillance system (TRIP-10). *BMC Public Health.* december 2012, Vol. 12.

25. **Mehmood A, Razzak J.A, Kabir S et al.** Development and pilot implementation of a locally developed Trauma Registry: lessons learnt in a low-income country. *BMC Emergency Medicine.* 2013, Vol. 13.

26. **Zafar H, Rehmani R, Raja A J et al.** Registry based trauma outcome: perspective of a developing country. *Emerg Med J.* 2002, Vol. 19, pp. 391-394.

27. **Institut national de la statistique.** *NOMENCLATURE CAMEROUNAISE DES METIERS EMPLOIS ET PROFESSIONS.* Yaoundé : Institut national de la statistique, Septembre 2013.

28. **Odimba, E BFK.** Aspects particuliers des traumatismes dans les pays peu nantis d'Afrique. Un vécu chirurgical de 20 ans. *e-mémoires de l'Académie Nationale de Chirurgie.* 2007, Vol. 6, 2, pp. 44-56.

29.

30. **Samue JC, Adesola Akinkuotu, Baloyi P et al.** Hospital-based injury data in Malawi: strategies for data collection and feasibility of trauma scoring tools. *Tropical Doctor.* 2010 April, Vol. 40(2), pp. 98–99.

31. **Mock C., Lorman J. D., Goosen J.** *Lignes directrices pour les Soins essentiels en Traumatologie.* Genève : Organisation mondiale de la Santé, 2004.

# ANNEXES

Annexe 1 : FICHE D'INFORMATION DES PATIENTS

Bonjour ! Je suis Mr NDONGO MVELA Laurent Stéphane étudiant en médecine générale 7$^{ème}$ année à la Faculté de Médecine et des Sciences Biomédicales de l'Université de Yaoundé I. Je sollicite votre participation à une étude intitulée : Profil des traumatismes à l'Hôpital Central de Yaoundé.

Le but de notre étude est de rechercher les caractéristiques des traumatismes chez les patients victimes de traumatismes corporels admis et suivis à l'hôpital central de Yaoundé de février à avril 2015.

Votre participation à cette étude consistera à nous donner des renseignements vous concernant et relatifs à l'accident qui vous a amené à l'Hôpital Central de Yaoundé.

Votre participation à cette étude est volontaire, vous pouvez changez d'avis à tout moment et arrêter de participer à notre étude sans préjudice pour votre prise en charge.

Les informations enregistrées sont confidentielles et anonymes, seule l'équipe de recherche y accèdera.

Il n'y aura aucun avantage direct pour vous mais votre participation améliorera notre compréhension et notre connaissance des traumatismes et aidera à définir les besoins et à renforcer l'offre des services à l'Hôpital Central de Yaoundé.

Les résultats de cette étude seront présentés à la Faculté de Médecine et des Sciences Biomédicales de l'Université de Yaoundé I, avant une éventuelle publication.

Contacts : NDONGO MVELA, Email : frederinemalarse@gmail.com   Tel : 675117887/698286738

Annexe 2 : Autorisation de Recherche de l'Hôpital Central de Yaoundé

REPUBLIQUE DU CAMEROUN
Paix-Travail-Patrie
‑‑‑‑‑‑‑
MINISTERE DE LA SANTE PUBLIQUE
‑‑‑‑‑‑‑
SECRETARIAT GENERAL
‑‑‑‑‑‑‑
DIRECTION DE L'HOPITAL CENTRAL DE YAOUNDE
‑‑‑‑‑‑‑

REPUBLIC OF CAMEROON
Peace-Work-Fatherland
‑‑‑‑‑‑‑
MINISTRY OF PUBLIC HEALTH
‑‑‑‑‑‑‑
SECRETARIAT GENERAL
‑‑‑‑‑‑‑
DIRECTORATE OF CENTRAL HOSPITAL
‑‑‑‑‑‑‑

N° ___ /AR-DHCY/CM/AK

Réf. : V/L du 23/01/2015

Yaoundé, le 1 2 FEV 2015

## AUTORISATION DE RECHERCHE

Je soussigné Directeur de l'Hôpital Central de Yaoundé, accorde une autorisation de recherche à Monsieur **NDONGO MVELA Laurent Stéphane**, étudiant en 7ème année à la Faculté de Médecine et des Sciences Biomédicales de l'Université de Yaoundé I, à l'Hôpital Central de Yaoundé.

L'intéressé est tenu au respect strict du règlement intérieur de l'Hôpital Central de Yaoundé.

En foi de quoi, la présente autorisation est délivrée à l'intéressé pour servir et valoir ce que de droit./-

LE DIRECTEUR

Pr. Djientcheu Vincent

## DONNEES DEMOGRAPHIQUES ET ACCIDENTOLOGIQUES

Noms et prénoms : ...................... ......... .......... ........... .......... Service : .............. ...............

Date d'admission aux urgences traumatologiques : ........... ........... .......... Profession : .......... ...........

| | |
|---|---|
| **Sexe** : M ☐ F ☐ | Date de survenue du |
| Tél : ......... .......... | traumatisme : ............. |

**Date de survenue du traumatisme :** ..........

**âge**.........

**milieu de survenue du traumatisme :**

Urbain ☐ Rural ☐

Yaoundé ☐

Hors de Yaoundé ☐

**Types d'admission** : Non référé (e) ☐

Référé (e) avant : 24h ☐ Après 24h ☐

**Cause du traumatisme :**

Accident d'automobile ☐ coup de feu ☐

Accident de motocyclette ☐ brûlure ☐

Accident de bicyclette ☐ électrocution ☐

agression à l'arme blanche ☐ explosion ☐

autres : ......... .. ........ .. ......... .. ........

**Lieux de l'accident :**

domicile ☐

école ☐ terrain de sport ☐

service publique ☐

Route ☐ résidence institutionnelle ☐ voie ferrée ☐ rivière/lac ☐

aire commerciale ☐

Aire industrielle ☐

plantation/ forêt ☐

autres : .................

**Activité exercée au cours du traumatisme :**

Travail/voyage d'affaires ☐ autre voyage ☐

éducation et sport scolaire ☐

activité récréative ☐ autre activité sportive ☐ autre activité : ......... ......... ........... ..........

**Mode de transport du traumatisé vers l'hôpital :**

Ambulance ☐ véhicule pompiers/police ☐

véhicule de transport commun ☐ véhicule privé ☐

à pied ☐ à motocyclette ☐ à bicyclette ☐

autres : ......... .......... ...........

**Type de traumatisme :**

Intentionnel ☐

accidentel ☐

**Type d'usager de la route**

Usager d'automobile ☐ piéton ☐

Usager de deux roues-moteurs ☐

Autres : .. ......... .. ......... .. ........

**Dispositif de protection :**

ceinture de sécurité ☐ casque ☐

gilet de sauvetage ☐ aucun ☐

autres : ......... .. ......... .. ........ .. ..

.........

.........

## Données médicales sur la nature, la topographie et la sévérité des lésions

| Régions corporelles de l'AIS | Nature ou description des lésions corporelles post traumatiques selon l'examen clinique, l'imagerie médicale et ou le compte rendu opératoire | Score AIS |
|---|---|---|
| Tête (crâne et cerveau) | ▪ <br> ▪ <br> ▪ | ▪ <br> ▪ <br> ▪ |
| Face (y compris les oreilles et les yeux) | ▪ <br> ▪ <br> ▪ <br> ▪ <br> ▪ | ▪ <br> ▪ <br> ▪ |

| cou | Membres supérieurs | Thorax |
| --- | --- | --- |
| | | |

| | | |
|---|---|---|
| **abdomen et contenu pelvien** | ▪ | ▪ |
| **Rachis** | ▪ | ▪ |
| **Membres inférieurs** | ▪ | ▪ |
| **Lésions externes** | ▪ | ▪ |
| **Pronostic à J30 :** | | |
| Survie ☐ | | |
| Décès ☐ | | |
| score **ISS =** …..……… | | |

score ISS= *somme des carrés des AIS les plus élevés des trois régions corporelles les plus atteintes.*

**NB** : *régions corporelles de L'ISS : 1. Tête ou Cou ; 2. Face ; 3. Thorax ; 4. Abdomen et contenu pelvien ; 5. Membres ou ceinture pelvienne ; 6. Externes (toute la surface cutanée)*

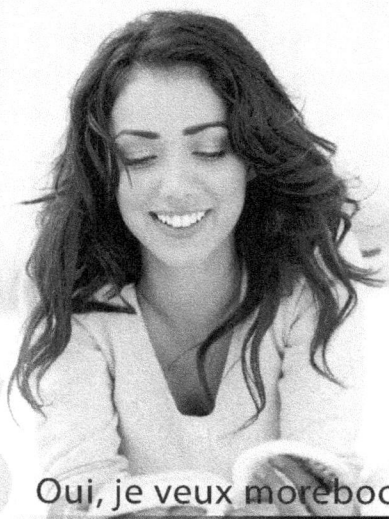

www.ingramcontent.com/pod-product-compliance
Lightning Source LLC
Chambersburg PA
CBHW021934220326
41598CB00061BA/1567